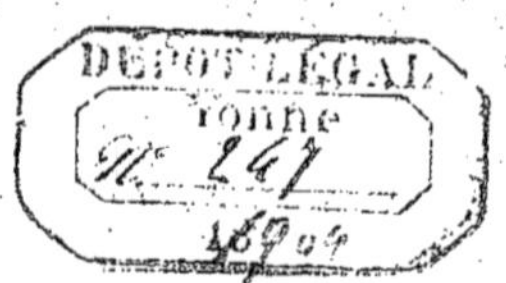

L'AUTRE AVARIE

Au sujet du Roman L'INSEXUÉE, de Paul BRU

CONFÉRENCE FAITE AU THÉATRE DE L'ATHÉNÉE SAINT-GERMAIN

Le 5 Mai 1904

PAR

Le Docteur Émile COUDERT

CHEF-ADJOINT DE LABORATOIRE A LA FACULTÉ

ANCIEN INTERNE DES HÔPITAUX

Sous la Présidence de M. MESUREUR

DIRECTEUR DE L'ASSISTANCE PUBLIQUE

❈

PARIS

LIBRAIRIE MÉDICALE ET SCIENTIFIQUE

JULES ROUSSET

1, RUE CASIMIR-DELAVIGNE ET RUE MONSIEUR-LE-PRINCE, 12

(Anciennement 36, rue Serpente)

1904

L'AUTRE AVARIE

———

Mesdames, Messieurs,

Lorsqu'on vint me demander à l'occasion du récent roman de M. Paul Bru, de vouloir bien faire une conférence sur l' « Autre Avarie », je vous avouerai que je demeurai fort perplexe. J'ignorais alors que Monsieur Mesureur, Directeur de l'Assistance Publique, nous ferait le très grand honneur de présider cette soirée et emploierait, pour nous présenter, des termes si aimables et si flatteurs que nous ne saurions le remercier trop vivement. J'ignorais également que la Société Française de Prophylaxie Sanitaire et Morale nous prêterait pour cette conférence son appui moral.

C'est que la tâche me paraissait bien délicate de parler de la blennorrhagie devant un auditoire composé de personnes pour la plupart étrangères à la médecine. En abordant un sujet aussi scabreux, je craignais d'éveiller certaines susceptibilités et d'effaroucher quelques pudeurs. En parlant *sérieusement* d'une affection considérée généralement comme insignifiante et qui a pour caractère principal de prêter à rire de ceux qu'elle atteint, je redoutais qu'on ne se moquât du médecin qui oserait soutenir que la blennorrhagie était susceptible d'amener des complications graves.

Mais je me suis souvenu à temps qu'il n'était jamais ridicule de combattre les préjugés et d'essayer de les déraciner, et que, quelles que soient les railleries que l'on puisse s'attirer, il fallait toujours avoir le courage d'aller à l'encontre des opinions établies lorsque ces opinions reposaient sur l'erreur. C'est pourquoi, convaincu intimement du danger réel que font courir à l'Humanité les maladies vénériennes sous toutes leurs formes, je vais essayer de vous montrer, Mesdames et Messieurs, que l' « AUTRE AVARIE », suivant l'expression de M. Paul Bru, LA PETITE AVARIE, la blennorrhagie, moins tragique d'allures que sa grande sœur vénérienne, LA GRANDE AVARIE, la syphilis, n'en comporte pas moins des complications redoutables pour l'individu, la famille et la Société.

Je m'efforcerai, dans cette conférence, d'être aussi clair que possible : c'est vous dire que je ne me servirai des termes techniques, toujours désagréables à entendre pour des oreilles profanes que lorsque mon sujet me les imposera d'une façon absolue. Cependant — MESDAMES — si, de temps en temps, vous m'entendez appeler les choses par leur nom ; si j'emploie une expression un peu crue et triviale qui vous choque, ne m'en veuillez pas trop, je vous en prie, c'est qu'il ne m'aura pas été possible de faire autrement. Je n'aborde d'ailleurs mon sujet, que parce que j'ose espérer trouver chez vous des trésors d'indulgence.

Il y a un peu plus d'un an, LA SOCIÉTÉ FRANÇAISE DE PROPHYLAXIE SANITAIRE ET MORALE, qui mène une campagne si active contre le péril vénérien, et qui s'est imposée la recherche des moyens destinés à combattre et à diminuer la propagation des maladies vénériennes, inscrivait à son ordre du jour la discussion sur la question suivante : Y a-t-il lieu d'appliquer les principes de la responsabilité civile et de la responsabilité pénale à la transmission des maladies vénériennes ? Plusieurs des membres les plus éminents de cette Société, M. Bérenger entre autres, furent d'avis qu'il n'y avait pas lieu d'entreprendre contre la blennorrhagie la campagne menée contre la syphilis ; les uns, parce qu'ils considéraient la blennorrhagie comme une maladie insignifiante, comme une quantité négligeable ; les autres, parce qu'ils craignaient de se couvrir de ridicule, parce qu'ils avaient peur, suivant l'expression de M. Fiaux, « d'aller au devant d'un succès général d'hilarité publique ». Mais des médecins éminents, MM. Bar, Jullien, Paul Petit, Queyrat, d'autres encore, s'inscrivirent en faux contre cette opinion. Mieux renseignés sur les méfaits de la blennorrhagie, ils firent entendre d'énergiques protestations et crièrent bien haut les dangers que bien souvent cette infection fait courir à la femme, qu'elle attaque dans sa santé, dont elle compromet la maternité quand ce n'est pas l'existence.

Quant à moi, Mesdames et Messieurs, l'expérience qu'a pu me donner une fréquentation déjà longue des Hôpitaux, l'enseignement de mes Maîtres, et en particulier, celui de mon cher et vénéré Maître, M. le Dr A. Siredey, Médecin de l'Hôpital Saint-Antoine et Membre de la Société de Prophylaxie, m'ont engagé à me ranger sous la bannière de ceux qui croient à la gravité de la blennorrhagie. Et c'est parce que ma conviction est profonde et inébranlable que je prends aujourd'hui la parole devant vous.

Les discussions dont je viens de vous entretenir vous démontrent que, même de nos jours, l'accord est loin d'être unanime en ce qui concerne les dangers de la blennorrhagie. Celle-ci reste encore, pour la grande majorité, l'accident banal dont on se moque, dont souvent on se glorifie (surtout quand on est très jeune) comme d'un certificat de virilité. C'est contre cette opinion erronée qu'il faut réagir. Car, si l'on n'ignore plus les conséquences terribles de la syphilis, si l'on jette l'anathème sur l'homme, en puissance de syphilis, qui en se mariant apporte dans son ménage une tare qui se transmettra à sa descendance, on ne sait pas assez que la blennorrhagie n'est pas une quantité négligeable et que si habituellement elle est peu grave, elle n'en comporte pas moins, au point de vue de la famille, dans un grand nombre de cas, un des dangers les plus sérieux qui soient.

C'est Noggerath, qui le premier, en 1872, attira l'attention sur les risques que crée la blennorrhagie. Malheureusement, Noggerath parla trop tôt pour son temps et ses contemporains le tournèrent en ridicule. Cet auteur eut, pourtant, l'immense mérite d'établir par l'analyse d'un nombre considérable d'observations, qu'entre la vieille blennorrhée et l'inflammation des organes génitaux internes il y avait une corrélation des plus étroites. Avant lui, on avait bien remarqué la fréquence des accidents utérins chez les jeunes mariées, mais on en avait donné une mauvaise interprétation. Les fatigues du classique voyage de noces au retour duquel tant de femmes sont condamnées pour longtemps à la chaise-longue, le surmenage des premiers temps de la vie conjugale, expliquaient d'une façon suffisante les troubles ressentis par la jeune femme. « On admettait aisément que des excès vénériens joints aux fatigues inséparables d'un déplacement souvent lointain et prolongé pussent engendrer l'inflammation de la matrice et de ses annexes. Même dans ces conditions, si l'on constatait un écoulement, on ne songeait pas à son origine contagieuse possible : au contraire, on considérait comme tout naturel qu'un catarrhe de ce genre, volontiers qualifié : perte blanche, fut le résultat des premières ardeurs. » (Jullien).

Comment se fait-il donc alors qu'on n'ait pas voulu admettre qu'entre l'écoulement du mari et les souffrances de la jeune femme, il y avait relation de cause à effet? La réponse est facile : il y a en effet, deux formes de la blennorrhagie, la forme aiguë et la forme chronique, l'une qu'on sait très dangereuse, l'autre dont on ignore complètement les méfaits.

La blennorrhagie aiguë est très douloureuse, très virulente. Est-elle véritablement très dangereuse et très contagieuse ? Evidemment, le sujet porteur de cette affection doit être un agent merveilleux de contagion : en réalité, il l'est beaucoup moins qu'on ne pourrait le supposer tout d'abord, pour la raison bien simple que la souffrance met forcément un frein aux appétits, quand une expérience fâcheuse et de date récente a laissé de trop cuisants souvenirs. D'autre part, puisque nous envisageons la question de contagion en nous plaçant exclusivement au point de vue du mariage, j'ai peine à croire qu'il puisse se trouver un individu assez malhonnête, assez misérable, assez lâche, pour, se sachant atteint d'une affection contagieuse au premier chef, oser aller demander la main d'une jeune fille.

Il est en effet admis par tout le monde, il est de notion courante, que la blennorrhagie aiguë est susceptible de se transmettre et de devenir, par suite, la cause d'accidents graves. Je n'insisterai pas davantage sur ce point, tant j'ai hâte d'arriver à la grande coupable méconnue, à l'autre forme de la blennorrhagie, à la blennorrhagie chronique, encore appelée blennorrhée.

Lorsque la blennorrhagie aiguë a évolué pendant plusieurs semaines, elle va, en se tarissant peu à peu jusqu'à disparaître d'une façon à peu près complète. J'ai dit, *à peu près*, car bien souvent, surtout quand le traitement institué a été mal suivi. on voit persister un suintement très léger, se trahissant à peine le matin et qu'on a décoré du nom de goutte militaire. Ce suintement, cette goutte, reliquat de l'infection aiguë primitive, dure des mois, des années. Comme il n'occasionne ni douleur, ni gène, les jeunes gens finissent par en méconnaître l'importance et arrivent peu à peu à affecter une indifférence presque complète à l'égard de leur infirmité qu'ils croient sans conséquence. L'heure du mariage sonne, et ces jeunes gens insouciants, ne se croyant pas malades, ne songeront pas un seul instant à cette sécrétion insaisissable qui pourtant va être la cause immédiate des accidents qui se développeront chez la jeune mariée.

En effet, ce qu'on ignore généralement, Mesdames et Messieurs, et ce que je veux vous montrer, c'est que ce suintement insignifiant, dernier vestige de l'infection antérieure mal éteinte, est susceptible sous certaines causes de se réveiller, et de se transmettre. Vous savez tous, sans doute, que l'agent spécifique de la maladie, que l'agent actif est un micro-organisme, appelé gonocoque. Or, ce microbe qu'on trouve toujours dans la blennorrhagie aiguë se retrouve très souvent dans la blennorragie chronique. Mais alors, allez-vous dire, comment se fait-il que des micro-organismes restés inoffensifs pendant des mois, souvent même pendant des années, se réveillent à un moment donné, recouvrent toute leur virulence ancienne et deviennent ainsi la source de complications redoutables ? « Rien n'est mieux prouvé cependant, par ce que nous savons sur les fonctions des microbes pathogènes passant d'un milieu épuisé où ils ont fini par subir une atténuation en un milieu vierge. Telles ces vieilles cultures de laboratoire sur le point de périr qui se ravivent en un bouillon jeune. Il ne faut pas non plus négliger l'influence des innombrables organismes, habitants inoffensifs des muqueuses féminines et susceptibles de préparer le développement de leurs redoutables congénères, même d'y coopérer par une sorte d'association. Quoi qu'il en soit, dans les rapprochements conjugaux, les germes inertes jusqu'alors, rencontrent leur terrain et s'y trouvent déposés dans des conditions propices. Il serait inadmissible qu'ils y restassent inféconds. » Au contraire, leur vitalité est récupérée, la semence

lève, et les colonies de microbes, se succédant, montent à
l'assaut de l'organisme féminin qu'ils vont ébranler forte-
ment. L'incendie ancien renaît de ses cendres et son réveil
va être terrible.

L'ère de la souffrance commence pour la jeune mariée.
Jeune fille, elle est bien portante. Jeune femme, elle devient
immédiatement malade, du fait de ce micro-organisme qui se
propage lentement, mais sûrement, en surface et en profon-
deur, dans la continuité des tissus, envahissant les organes
de proche en proche.

C'est parfois quelques jours après le mariage, en plein
voyage de noces, qu'apparaissent les premiers symptômes
douloureux et le médecin est surpris d'observer des trompes et des ovaires transformés en abcès moins d'un mois
après le mariage.

Mais tel n'est pas le cas ordinaire. Le plus souvent, c'est
quelques semaines après le mariage que les femmes deviennent
languissantes. Elles se plaignent de maux de reins, de pesan-
teurs dans le ventre. Insensiblement la marche devient de
plus en plus pénible et voilà la pauvre malade dont la gaîté
a à jamais disparu, condamnée à l'immobilité sur une chaise
longue que bientôt elle ne saurait quitter sans éveiller de
nouvelles souffrances. Car le ventre devient douloureux :
cette douleur sourde, continuelle, qui importune perpétuelle-
ment la malade, fait place de temps en temps à des crises
aiguës, d'une intensité atroce, qui torturent la patiente et
témoignent de l'importance du mal, salpingite et péritonite,
qui manifestent bruyamment leur apparition.

Voilà, Mesdames et Messieurs, ce que le monde appelle
les fatigues du mariage, le mariage mal supporté. Voilà ce
que, nous médecins, nous appelons infection blennorrhagique. Osera-t-on dire, après cela, que la maladie capable
d'amener de tels dégâts dans un organisme, n'est qu'une
bagatelle insignifiante ?

Ce n'est pas tout. Quel va être maintenant l'avenir de cette femme ? .

Lorsque les lésions sont irrémédiables, que les organes sont envahis dans leur totalité, la malade ne saurait quitter sa chaise-longue ou son lit que pour la table d'opération, et c'est le bistouri du chirurgien qui mettra un terme à ses souffrances, qui sauvera sa vie compromise, mais la laissera mutilée, frappée dans ses forces vives, lui enlevant toute espérance de maternité future.

La situation est loin d'être toujours aussi grave, et il est des cas, heureusement nombreux, où l'intervention chirurgicale n'est pas de mise. Mais alors, la matrice est déplacée, déformée, immobilisée ; les trompes sont coudées, cicatricielles, rétrécies, parfois imperméables ; les ovaires sont emprisonnés par des adhérences, atrophiés par la compression : et la conséquence de ces lésions multiples, c'est la stérilité, et la stérilité que rien ne pourra guérir.

Dans un troisième ordre de faits, les lésions peuvent être encore beaucoup moins prononcées. En effet, en dehors des péritonites à grand fracas dont je vous ai causé, le gonocoque à virulence atténuée, peut ne se traduire que par des pertes blanches, d'apparence bénigne, mais qui sont cependant l'indice d'une lésion utérine. Telle qu'elle est, cette lésion utérine peut ne pas être incompatible avec une grossesse, grossesse qui pourra se terminer prématurément, du fait même de l'infection, ou qui se développera normalement, sans incidents, jusqu'à terme. Mais la quiétude cesse au moment de l'accouchement, et il semble qu'à cette époque, le gonocoque veuille se dédommager du temps qu'il a perdu pendant la grossesse. Il s'associe, alors, aux autres microorganismes habituellement inoffensifs et, de concert avec eux, prépare l'éclosion d'un grand nombre de fièvres puerpérales aiguës ou subaiguës d'origine blennorrhagique.

Mais, dira-t-on, si la blennorrhagie frappe la mère, elle respecte l'enfant. Erreur. Le nouveau-né contracte au passage, fréquemment pour ne pas dire toujours, les germes de l'ophtalmie blennorrhagique, affection terrible entre toutes puisqu'elle peut déterminer en quelques heures une cécité irrémédiable. Connaissant le danger, nous sommes arrivés, nous médecins, à limiter dans de très grandes proportions les chances d'infection de cet ordre. Mais, comme le fait remarquer M. le Dr Bar, on peut encore aujourd'hui constater combien est grave cette modalité de la blennorrhagie quand on parcourt les pays musulmans et sans aller bien loin, l'Algérie et la Tunisie. Il est indéniable que la quantité colossale d'aveugles qu'on observe dans ces pays où la blennorrhagie est des plus répandues et où la loi musulmane isole encore la femme et la prive de soins, est due à l'infection blennorrhagique conjonctivale des nouveau-nés. Du reste, si nous réduisons dans de très grandes proportions la fréquence de l'ophtalmie blennorrhagique, celle-ci existe encore. Et il faut bien que vous sachiez que 80 pour 100 de ces infortunés qui peuplent nos asiles, à Paris, l'établissement des Quinze-Vingts et la Maison des Jeunes-Aveugles, ont perdu la vue, du fait de la blennorrhagie, par la faute de leurs parents.

Tels sont, Mesdames et Messieurs, les méfaits de la blennorrhagie. Vous voyez combien ils sont nombreux, combien ils sont graves. Et ne croyez pas que j'aie exagéré volontairement pour les besoins de ma cause et que j'aie pris un malin plaisir à faire défiler devant vous tout un cortège de maladies. Je viens de vous citer la proportion énorme des aveugles, victimes de la blennorrhagie. Voulez-vous me permettre, pour me justifier, de vous citer encore quelques chiffres. Lawson-Tait a dit que le plus grand nombre de ses opérations abdominales étaient dues à des complications blennorrhagiques. Les statistiques allemandes varient entre 25 et 30 %, tandis que les Anglais et les Américains estiment que pour 100 lésions de l'utérus et des ovaires qui nécessitent une intervention chirurgicale, il y en a 70 qui ont pour origine la blennorrhagie. Enfin, en ce qui concerne la stérilité chez la femme, Jerzykowski estime que dans 68 % des cas, elle a pour cause la blennorrhagie.

Le temps n'est donc plus où la blennorrhagie doive être considérée comme une quantité négligeable : je viens de vous en donner des preuves. A-t-on le droit de considérer comme légère et sans importance une maladie qui, chez la femme, détermine de telles lésions de l'utérus et des ovaires qu'une intervention chirurgicale peut s'imposer, dont le résultat est la mutilation et la stérilité ? Doit-on faire fi d'une infection susceptible d'aveugler en quelques heures un enfant nouveau-né ? S'il est vrai que l'infection de la femme par la syphilis du mari est déplorable à tous les égards, on doit du moins reconnaître qu'elle est relativement rare. Ce qui est commun et fréquent, au contraire, c'est la contamination blennorrhagique dès les premiers temps du mariage, et cette contamination a parfois des conséquences si graves qu'on peut la considérer, sans être taxé d'exagération, comme la plaie des jeunes ménages, comme un véritable fléau.

Fléau, le mot n'est pas trop fort, car, avec la souffrance physique, la discorde entre dans le ménage. Le mari, qui a la conscience tranquille, s'ennuie dans son intérieur sans enfants, où toute gaieté a disparu, où il n'y a plus qu'une femme qui languit, se désespère et pleure. Il va à ses affaires, au cercle, se crée des relations nouvelles, et déserte de plus en plus le foyer conjugal, cherchant ailleurs les distractions qui lui manquent. Il a toutes les sympathies pour lui ; pourquoi le monde ne plaindrait-il pas cet homme d'avoir épousé une femme dont la santé est si délicate ? Pourtant cet homme est coupable, mais un coupable qui ignore sa faute jusqu'au jour où un médecin viendra lui montrer toute l'étendue de sa responsabilité. Mais alors il est déjà trop tard, car le mal est fait. La jeune femme, tendre victime résignée, sera toujours prête à pardonner, même si elle entrevoit la vérité. Mais comment lutter contre la clairvoyance de l'entourage personnifié par la mère de la jeune femme ? Alors éclatent les orages, les soupçons, les récriminations, les reproches ; et le mari atterré par ce mal qui est son œuvre inconsciente voit la discorde avancer à grands pas. Il n'a d'ailleurs qu'à s'incliner devant les alarmes de cette mère au cœur déchiré, armée pour la défense de son enfant, et qui, somme toute, représente les sentiments les plus nobles et le bon droit (Jullien).

Je viens, Mesdames et Messieurs, de vous montrer toute l'étendue du mal, je voudrais maintenant vous parler un peu du remède.

Une des raisons qui explique la dissémination de la blennorrhagie, c'est précisément l'ignorance où beaucoup de gens de bonne foi se trouvent des dangers qu'elle est capable d'occasionner. Un homme se marie ; il a non pas une blennorrhagie aiguë ou suraiguë dont le danger est certain, mais une blennorrhée simple et très légère, un suintement qu'il a peine à reconnaître, ou ne reconnaît plus ou qu'il ne se connaît même pas. Cet homme se marie donc en parfaite inconscience du poison qu'il porte, ne se sachant pas infecté, ni infectieux, et aussi vraiment non coupable, mais fautif seulement d'ignorance. Après quelque temps de mariage, vous ai-je dit, la jeune femme devient malade, prend le lit ou la chaise-longue, et une affection se développe, affection sérieuse, qui, si elle ne nécessite pas forcément une opération, viendra compromettre singulièrement la santé de la malade. L'ignorance, l'inconscience couvraient donc la faute de son mari. Mais, comme le dit fort éloquemment le Dr Cazalis, dans son beau livre : Science et Mariage, l'âge de l'inconscience est passé, celui de la science est venu : on voit clair où était la nuit et certains homicides par imprudence ne se doivent plus commettre. On comprend dès lors que des devoirs tout nouveaux s'imposent, devoirs qui n'existaient pas, ne pouvaient pas exister autrefois : devoir pour l'homme avant le mariage, de s'assurer que sa santé est parfaite ; devoir pour le médecin de le prévenir s'il y a danger, et de lui interdire absolument, pendant quelque temps du moins, tant qu'il n'est pas guéri, l'union projetée ; et enfin, devoir absolu pour l'homme d'obéir à cette interdiction.

Il y a donc un grand intérêt à éclairer les jeunes gens sur le péril vénérien en général, sur les dangers de la blennorrhagie en particulier. Tout d'abord, je dirai aux parents : Rompez avec le préjugé stupide qui fait qualifier de honteuses les maladies des organes qui transmettent la vie : éclairez vos fils sur les dangers auxquels les exposent les maladies vénériennes, et si un malicieux hasard veut qu'un jour ils soient frappés, soyez indulgents après l'aveu et — confiez-les à votre médecin. Lorsque les jeunes gens sauront qu'ils peuvent trouver en cette circonstance, aide et protection auprès de leurs parents, la gravité de la blennorrhagie diminuera certainement. On ne verra plus alors de ces jeunes gens, obligés de se soigner en cachette, dans la crainte qu'ils ont de dire la vérité à leur famille. Soins mauvais, illusoires, parce que insuffisants et incomplets. Le résultat en est que la maladie se prolonge indéfiniment pour aboutir à cette blennorrhée dont le réveil pourra être terrible au moment du mariage.

Tout récemment, la Société de Prophylaxie Sanitaire et Morale s'est occupée précisément de savoir par quels moyens et dans quelle mesure on devait éclairer les jeunes gens sur le péril vénérien. En dehors de la famille, M. le professeur Pinard proposait l'enseignement collectif : M. l'abbé Fonssagrives, au contraire, était partisan de l'enseignement individuel. Il ne nous appartient pas de prendre parti dans ce débat où sont engagées de si hautes personnalités, et nous laisserons aux membres éminents de la Société de Prophylaxie le soin de donner à la question la solution qu'elle comporte. Ce qu'il importe de dire, c'est que par tous les moyens possibles, conférences, brochures, etc., il faut s'insurger violemment contre le péril vénérien.

Il appartient également au théâtre et surtout au roman d'attirer l'attention du grand public sur les graves problèmes médico-sociaux. On a fait grand bruit autour des "Avariés" de Brieux et jamais œuvre d'éducation sociale n'eut de plus légitime retentissement. M. Paul Bru, à son tour, a entrepris dans son roman "l'Insexuée", de signaler à l'attention de la masse, un autre danger, la blennorrhagie, et, pour ma part, je tiens à le féliciter vivement d'avoir contribué à vulgariser des idées qui ne sont pas assez répandues et qu'il y a pourtant grand intérèt à connaître.

Le roman de Paul Bru commence par une idylle amoureuse et finit par un drame. Deux jeunes gens, amis d'enfance, riches et bien portants, s'adorent, s'épousent et vont goûter en Bretagne le charme d'un bonheur longtemps espéré et d'une lune de miel en apparence éternelle. Brusquement, à la suite d'une longue et fatigante excursion, éclate une crise de salpingite, et dès lors la scène change. Le mari apprend, avec étonnement et désespoir, qu'un écoulement ancien, insignifiant et négligé, péché mignon de jeunesse vite oublié, est la cause évidente du mal. La femme se traîne de souffrance en souffrance, du médecin au chirurgien, et de la chaise-longue à la table d'opération. Mais le sacrifice de son sexe ne ramène ni le calme dans ses nerfs profondément ébranlés, ni la paix dans le ménage. Une indiscrétion, une conversation surprise la met au courant de la vérité et dès lors, nerveuse, détraquée, haineuse, elle sombre dans un mysticisme voisin de la folie. Quant au mari, il s'écarte d'un foyer de plus en plus lugubre et cherche ailleurs des distractions faciles.

Voilà, esquissé à grands traits, le canevas du roman de
M. Paul Bru. L'auteur a étudié le mal dès ses débuts, l'a
suivi pas à pas dans son développement, a étudié successi-
vement chacun de ses ravages, chez l'individu et dans la
famille pour arriver à un dénouement qu'il a voulu terrible.
On a beaucoup reproché ce dénouement à M. Paul Bru : on
lui a objecté qu'il était impossible que la blennorrhagie
conduisît à la folie. Je suis absolument de cet avis, mais il
faudrait s'entendre, et savoir, que ce qui a rendu folle l'hé-
roïne du roman, ce n'est pas la blennorrhagie, mais l'opération qui l'a atteinte dans ses parties nobles, qui lui a sup-
primé toutes chances de maternité. Ainsi comprise, la
conclusion de M. Paul Bru est vraie. Vous dire que la folie à
la suite d'interventions chirurgicales est fréquente, ce serait
exagérer beaucoup, mais cela est cependant. Et, à notre avis,
M. Paul Bru a bien fait de la faire intervenir. Tant il est vrai
que, pour instruire, il faut avoir recours à des situations
saisissantes, que, pour être entendu, il faut parler fort et
juste.

Tel qu'il est conçu, le roman " L'Insexuée " constitue
donc une œuvre essentiellement morale qui doit retenir
l'attention de tous ceux qui s'intéressent aux questions
d'hygiène sociale. Aussi, Mesdames et Messieurs, je crois
être votre interprète en saluant en M. Paul Bru, l'écrivain
de grand talent, le philanthrope au cœur généreux. Et s'il
m'était permis de formuler un vœu, ce serait de demander
à M. Paul Bru de continuer l'œuvre qu'il a commencée, de
répandre la bonne parole, de livrer le bon combat contre le
péril vénérien, pour le plus grand profit de la Société.

Mesdames et Messieurs, je ne voudrais pas abuser plus
longtemps de votre bienveillante attention, ni retarder le
moment où vous allez avoir le plaisir d'applaudir les artistes
distingués qui ont bien voulu apporter à cette soirée le
généreux concours de leur talent. Je ne vous demanderai

que quelques instants pour résumer cette conférence et pour conclure.

Je vous ai montré que la blennorrhagie moins tragique d'aspect que la syphilis pouvait cependant avoir des conséquences aussi graves qu'elle. J'ai essayé de vous faire voir que cette "autre avarie" était d'autant plus dangereuse qu'elle était moins redoutée. La bagatelle insignifiante, le péché de jeunesse qu'on excuse, dont on se moque quand on ne s'en glorifie pas, est susceptible d'amener des complications formidables dans le mariage. M. le Professeur Fournier a dit de la blennorrhagie qu'elle était le cadeau de noces que les courtisanes déposaient dans la corbeille des jeunes épousées. Cadeau de noces qui n'engage pas à rire puisqu'il va faire de la jeune femme une infirme perpétuelle, une détraquée, puisqu'il va la frapper dans ses espérances en la rendant stérile, puisque parfois enfin il sera la cause d'une mutilation irréparable. Fonctions compromises, foyer conjugal détruit, bonheur et espoirs déçus, avenir brisé, voilà ce que fait l'"Autre Avarie". Eh bien, Mesdames et Messieurs, il faut, comme le dit éloquemment M. le Dr Jullien, que cette situation navrante prenne fin. Il faut que nous tous, médecins, nous fassions une croisade contre l'ennemi latent, cent fois plus terrible que la syphilis, ainsi que l'a clamé Noggerath. Disons-nous bien que nous n'éclairerons jamais assez les jeunes gens, les ouvriers comme les gens du monde sur les conséquences ultimes de la blennorrhagie. Faisons-leur bien voir l'avenir conjugal empoisonné, la postérité compromise. Donnons-leur les moyens de reconnaître ce mal. Eloignons-les du mariage par honnèteté, par raison, par intérêt et surtout apprenons à les guérir. Ce devoir importe à la fois au bonheur des individus et à la préservation de la Société.

Sens. — Imp. MIRIAM, 1, rue de la Bertauche.